Les secrets des vitamines

Les vitamines jouent un rôle important dans la santé et le bien-être général de l'organisme. Voici quelques-uns des secrets des vitamines :

Les vitamines ne sont pas produites par le corps : Les vitamines sont des nutriments essentiels qui doivent être obtenus à partir de l'alimentation ou de suppléments vitaminiques.

Les vitamines sont sensibles à la chaleur : Les vitamines sont sensibles à la chaleur et peuvent être détruites lors de la cuisson des aliments. Il est donc important de choisir des méthodes de cuisson qui préservent les vitamines.

Les vitamines sont plus efficaces lorsqu'elles sont combinées avec d'autres nutriments : Les vitamines fonctionnent mieux lorsqu'elles sont combinées avec d'autres nutriments. Par exemple, la vitamine C est plus efficace lorsqu'elle est associée à des bioflavonoïdes.

Les vitamines sont importantes pour prévenir les carences et les maladies liées à la malnutrition : Les carences en vitamines peuvent causer une variété de problèmes de santé, allant de la fatigue et de la faiblesse musculaire à des maladies plus graves comme le rachitisme, la cécité et la pellagre.

Les vitamines sont bénéfiques pour la santé de la peau, des cheveux et des ongles : Les vitamines sont importantes pour la santé de la peau, des cheveux et des ongles. Par exemple, la vitamine A est essentielle pour une peau saine, la vitamine C est importante pour la production de collagène et la vitamine E est bénéfique pour la santé des cheveux et des ongles.

Les besoins en vitamines peuvent varier selon les individus : Les besoins en vitamines peuvent varier selon les individus en fonction de l'âge, du sexe, de l'état de santé, du régime alimentaire et d'autres facteurs. Il est important de consulter un professionnel de la santé pour déterminer les besoins individuels en vitamines.

En somme, les vitamines sont des nutriments essentiels pour la santé et le bien-être général de l'organisme. Il est important de maintenir une alimentation équilibrée pour s'assurer d'un apport suffisant en vitamines et de consulter un professionnel de la santé en cas de doute sur les besoins individuels en vitamines

Définition d'une vitamine

Une vitamine est une substance organique essentielle en petite quantité à l'alimentation qui est nécessaire pour maintenir une bonne santé et pour accomplir des fonctions métaboliques normales dans le corps. Les vitamines sont des micronutriments, ce qui signifie qu'elles sont nécessaires en quantités relativement faibles par rapport aux macronutriments tels que les glucides, les lipides et les protéines. Les vitamines ne sont pas synthétisées en quantité suffisante par l'organisme et doivent donc être apportées par l'alimentation ou, dans certains cas, par des suppléments vitaminiques. Il existe 13 vitamines différentes, chacune ayant des fonctions spécifiques dans le corps. Les vitamines sont importantes pour maintenir une bonne santé, prévenir les carences et les maladies liées à la malnutrition.

Impotence des vitamines pour la santé

Les vitamines jouent un rôle essentiel dans la santé et le bien-être de l'organisme. Elles sont nécessaires pour de nombreuses fonctions corporelles, notamment pour la croissance et le développement, la production d'énergie, le maintien d'un système immunitaire sain, la formation de globules rouges, le maintien de la santé des os et des dents, ainsi que pour la production et la régulation des hormones et des neurotransmetteurs.

Une carence en vitamines peut entraîner de nombreux problèmes de santé, notamment :

Une immunité affaiblie, qui peut rendre le corps plus susceptible aux infections.

Une croissance et un développement anormaux chez les enfants.

Des problèmes de vision et des dommages aux yeux.

Une fatigue et une faiblesse musculaire.

Des troubles de la coagulation sanguine et des problèmes de saignement.

Des maladies chroniques telles que le scorbut (causé par une carence en vitamine C) et le rachitisme (causé par une carence en vitamine D).

Il est important de noter que la surconsommation de vitamines peut également causer des problèmes de santé. Par exemple, une surdose de vitamine A peut causer des dommages au foie et une consommation excessive de vitamine D peut causer une augmentation du calcium sanguin, ce qui peut endommager les reins. Il est donc important de consommer des vitamines à partir d'une alimentation équilibrée et de consulter un professionnel de la santé avant de prendre des suppléments de vitamines.

Rôle du vitamine A

La vitamine A joue un rôle important dans de nombreuses fonctions corporelles. Voici quelques-unes de ses principales fonctions :

Vision : la vitamine A est essentielle pour une bonne vision. Elle est nécessaire pour la formation de pigments visuels dans la rétine de l'œil, qui sont nécessaires pour la vision de nuit.

Croissance et développement : la vitamine A est nécessaire à la croissance et au développement normaux, en particulier pour les os et les dents.

Système immunitaire : la vitamine A joue un rôle important dans le maintien d'un système immunitaire sain. Elle aide à protéger le corps contre les infections en soutenant la fonction des cellules immunitaires.

Peau et cheveux : la vitamine A est importante pour la santé de la peau et des cheveux. Elle aide à maintenir la peau en bonne santé en régulant la production de cellules cutanées et en favorisant la cicatrisation des blessures.

Il est important de noter que la vitamine A peut être toxique en quantités excessives, il est donc recommandé de ne pas dépasser les doses recommandées. Les aliments riches en vitamine A comprennent le foie, les carottes, les épinards, le brocoli, le melon et les patates douces.

Carence en vitamine A

La carence en vitamine A est un problème de santé mondial courant, en particulier dans les pays en développement où les gens ont une alimentation pauvre en nutriments essentiels. Les symptômes de carence en vitamine A peuvent inclure :

Cécité nocturne : une incapacité à s'adapter à l'obscurité ou une difficulté à voir dans des conditions de faible luminosité.

Xérophtalmie : une condition oculaire qui provoque une sécheresse oculaire, une opacité de la cornée et, dans les cas graves, une perte de vision permanente.

Affaiblissement du système immunitaire : la vitamine A est importante pour maintenir un système immunitaire sain, donc une carence peut rendre les personnes plus susceptibles de tomber malades ou de souffrir d'infections fréquentes.

Croissance et développement altérés : une carence en vitamine A peut affecter la croissance et le développement des enfants, ce qui peut entraîner un retard de croissance, une fontanelle ouverte, une ossification lente et une diminution de la résistance aux infections.

Peau sèche et squameuse : une carence en vitamine A peut provoquer une peau sèche et squameuse, qui peut être sujette aux infections cutanées.

Il est important de noter que la consommation excessive de vitamine A peut également causer des problèmes de santé. Il est donc essentiel de maintenir un équilibre approprié dans la consommation de cette vitamine. Si vous soupçonnez une carence en vitamine A, il est recommandé de consulter un professionnel de santé pour un diagnostic précis et un traitement approprié.

Ou trouve t on la vitamine A ?

On trouve la vitamine A dans de nombreux aliments d'origine animale et végétale. Voici quelques sources courantes de vitamine A :

Aliments d'origine animale : Les sources les plus riches en vitamine A sont le foie et le poisson gras comme le saumon, le thon et le hareng. Les produits laitiers, les œufs et la viande sont également des sources de vitamine A.

Légumes-feuilles : Les légumes-feuilles verts comme les épinards, le chou frisé et la bette à carde sont de bonnes sources de vitamine A.

Légumes orangés : Les légumes orangés comme les carottes, les patates douces, les courges et les citrouilles sont également riches en vitamine A.

Fruits : Les fruits riches en vitamine A comprennent les mangues, les cantaloups, les abricots et les papayes.

Il est important de noter que la vitamine A peut être toxique en quantités excessives, il est donc recommandé de ne pas dépasser les doses recommandées. Les suppléments de vitamine A ne sont généralement pas nécessaires pour les personnes qui ont une alimentation équilibrée.

Rôle des vitamines B

Les vitamines B sont un groupe de huit vitamines hydrosolubles qui sont importantes pour de nombreuses fonctions corporelles. Voici les rôles principaux de chaque vitamine B :

Vitamine B1 (thiamine) : la thiamine est essentielle pour le métabolisme des glucides et la production d'énergie à partir de l'alimentation. Elle est également importante pour le fonctionnement du système nerveux.

Vitamine B2 (riboflavine) : la riboflavine est nécessaire pour la production d'énergie à partir de l'alimentation. Elle est également importante pour la croissance et le développement.

Vitamine B3 (niacine) : la niacine est importante pour le métabolisme des glucides et la production d'énergie à partir de l'alimentation. Elle est également importante pour la santé de la peau, des nerfs et du système digestif.

Vitamine B5 (acide pantothénique) : l'acide pantothénique est important pour la production d'énergie à partir de l'alimentation. Il est également nécessaire pour la synthèse des hormones et la formation des globules rouges.

Vitamine B6 (pyridoxine) : la pyridoxine est importante pour le métabolisme des protéines et la production d'hémoglobine dans le sang. Elle est également nécessaire pour le fonctionnement du système nerveux et du système immunitaire.

Vitamine B7 (biotine) : la biotine est importante pour le métabolisme des graisses et des glucides. Elle est également importante pour la santé de la peau, des cheveux et des ongles.

Vitamine B9 (acide folique) : l'acide folique est important pour la formation des cellules sanguines et pour la croissance et le développement. Il est particulièrement important pendant la grossesse pour prévenir les malformations congénitales.

Vitamine B12 (cobalamine) : la cobalamine est nécessaire pour la production de globules rouges et pour le fonctionnement du système nerveux.

Les vitamines B se trouvent dans une variété d'aliments, y compris les viandes, les poissons, les œufs, les légumes-feuilles, les céréales complètes et les légumineuses. Les suppléments de vitamines B ne sont généralement pas nécessaires pour les personnes qui ont une alimentation équilibrée.

Carences en Vitamines B

La carence en vitamines B est un problème de santé courant, en particulier chez les personnes qui ont une alimentation déséquilibrée ou qui souffrent de certaines maladies qui affectent l'absorption des nutriments. Les différents types de vitamines B ont des fonctions différentes dans l'organisme, donc les symptômes de carence peuvent varier. Voici quelques exemples de symptômes courants associés à la carence en vitamines B :

La carence en vitamine B1 (thiamine) peut causer le béribéri, une maladie qui affecte le système nerveux et qui se manifeste par des problèmes de vision, des troubles moteurs, de l'engourdissement et des picotements dans les membres.

La carence en vitamine B2 (riboflavine) peut causer une inflammation de la langue, des fissures dans les coins de la bouche et des lésions cutanées.

La carence en vitamine B3 (niacine) peut causer la pellagre, une maladie qui se manifeste par une inflammation de la peau, des problèmes digestifs et des troubles neurologiques.

La carence en vitamine B6 (pyridoxine) peut causer des problèmes de peau, des lésions de la bouche et des troubles neurologiques.

La carence en vitamine B9 (acide folique) peut causer des problèmes de croissance, des problèmes de reproduction et des troubles neurologiques.

La carence en vitamine B12 (cobalamine) peut causer l'anémie, la fatigue, la perte de poids, la constipation, la perte de mémoire et des problèmes neurologiques.

Il est important de noter que la carence en vitamines B peut avoir des effets graves sur la santé, il est donc important de consulter un professionnel de santé si vous soupçonnez une carence. Les aliments riches en vitamines B comprennent les légumes verts à feuilles, les céréales complètes, les noix, les légumineuses, les viandes, les poissons et les produits laitiers.

Ou trouve t on les vitamines B ?

On trouve les vitamines B dans une grande variété d'aliments, y compris :

Vitamine B1 (thiamine) : Les sources de thiamine comprennent les céréales complètes, les légumes verts, les légumineuses, les noix et les viandes.

Vitamine B2 (riboflavine) : Les sources de riboflavine comprennent les produits laitiers, les céréales complètes, les légumes verts, les viandes et les œufs.

Vitamine B3 (niacine) : Les sources de niacine comprennent les viandes, les poissons, les légumineuses, les noix, les céréales complètes et les légumes verts.

Vitamine B5 (acide pantothénique) : Les sources d'acide pantothénique comprennent les viandes, les céréales complètes, les légumes verts et les légumineuses.

Vitamine B6 (pyridoxine) : Les sources de pyridoxine comprennent les viandes, les poissons, les légumineuses, les céréales complètes et les légumes verts.

Vitamine B7 (biotine) : Les sources de biotine comprennent les œufs, les noix, les légumes verts et les légumineuses.

Vitamine B9 (acide folique) : Les sources d'acide folique comprennent les légumes verts, les légumineuses, les céréales complètes et les fruits.

Vitamine B12 (cobalamine) : Les sources de cobalamine comprennent les viandes, les poissons, les œufs et les produits laitiers.

Il est important de noter que les aliments riches en vitamines B peuvent être perdus lors de la cuisson ou de la transformation alimentaire. Les suppléments de vitamines B ne sont généralement pas nécessaires pour les personnes qui ont une alimentation équilibrée, sauf en cas de carence avérée et diagnostiquée par un professionnel de santé.

Rôle du vitamine C

La vitamine C est une vitamine hydrosoluble qui joue de nombreux rôles importants dans le corps humain. Voici quelques-uns des rôles clés de la vitamine C :

Antioxydant : La vitamine C est un antioxydant puissant qui aide à protéger les cellules du corps contre les dommages causés par les radicaux libres.

Soutien du système immunitaire : La vitamine C joue un rôle important dans le soutien du système immunitaire, aidant ainsi à prévenir et à combattre les infections.

Production de collagène : La vitamine C est essentielle à la production de collagène, une protéine importante pour la santé de la peau, des os, des ligaments et des tendons.

Absorption du fer : La vitamine C aide à l'absorption du fer dans le corps, ce qui peut être particulièrement important pour les personnes qui ont des carences en fer.

Réduction des risques de maladies chroniques : Des études ont montré que les personnes qui consomment régulièrement des quantités suffisantes de vitamine C ont un risque réduit de maladies chroniques telles que les maladies cardiaques, le cancer et la maladie d'Alzheimer.

Il est important de noter que l'organisme ne peut pas produire de vitamine C, donc elle doit être obtenue à partir de l'alimentation ou de suppléments alimentaires. Les sources alimentaires riches en vitamine C comprennent les agrumes, les fraises, les kiwis, les melons, les poivrons, les épinards, le brocoli et les tomates.

Carence en vitamine C

La carence en vitamine C est une condition rare dans les pays développés, mais elle peut être un problème de santé important dans les pays en développement où l'accès à une alimentation équilibrée est limité. La carence en vitamine C peut entraîner plusieurs symptômes, notamment :

Scorbut : une maladie rare mais grave qui se caractérise par une faiblesse musculaire, une fatigue, des douleurs articulaires et une peau sèche et squameuse. Dans les cas graves, elle peut entraîner des hémorragies, une anémie et des infections.

Infections fréquentes : la vitamine C joue un rôle important dans le système immunitaire, donc une carence peut rendre les personnes plus susceptibles de tomber malades ou de souffrir d'infections fréquentes.

Fatigue : la vitamine C est importante pour la production d'énergie dans le corps, donc une carence peut causer une fatigue générale.

Irritabilité : une carence en vitamine C peut affecter l'humeur et causer de l'irritabilité.

Problèmes de peau : une carence en vitamine C peut causer des problèmes de peau, notamment une peau sèche et squameuse, des éruptions cutanées et des ecchymoses fréquentes.

Il est important de noter que la consommation excessive de vitamine C peut également causer des problèmes de santé, notamment des douleurs abdominales, des diarrhées et des calculs rénaux. Il est donc important de maintenir un équilibre approprié dans la consommation de cette vitamine. Les aliments riches en vitamine C comprennent les agrumes, les kiwis, les fraises, les poivrons, les brocolis, les épinards et les tomates.

Ou trouve t on la vitamine C ?

La vitamine C se trouve dans de nombreux aliments, notamment :

Les agrumes (oranges, pamplemousses, citrons, etc.)

Les baies (fraises, framboises, mûres, etc.)

Les kiwis

Les melons

Les mangues

Les ananas

Les poivrons (rouges et verts)

Les épinards

Le brocoli

Les tomates

Il est important de noter que la vitamine C est sensible à la chaleur, à la lumière et à l'oxygène, et que sa teneur dans les aliments peut diminuer lors de la cuisson ou du stockage prolongé. Par conséquent, il est recommandé de manger des aliments riches en vitamine C crus ou légèrement cuits et de les conserver correctement pour maximiser leur teneur en vitamine C. Si vous ne pouvez pas obtenir suffisamment de vitamine C dans votre alimentation, vous pouvez prendre des suppléments de vitamine C sous la supervision d'un professionnel de santé.

Rôle de la vitamine D

La vitamine D est une vitamine liposoluble qui joue plusieurs rôles importants dans le corps. Les principaux rôles de la vitamine D sont les suivants :

Maintien de la santé osseuse : La vitamine D aide à maintenir des niveaux sains de calcium et de phosphore dans le corps, qui sont essentiels pour la santé des os et des dents.

Régulation du système immunitaire : La vitamine D est impliquée dans la régulation du système immunitaire, ce qui peut aider à prévenir les infections et les maladies auto-immunes.

Réduction du risque de maladies chroniques : Des études ont montré que les niveaux suffisants de vitamine D sont associés à un risque réduit de maladies chroniques telles que les maladies cardiaques, le diabète, la sclérose en plaques et certains types de cancer.

Régulation de la croissance et de la différenciation cellulaire : La vitamine D est importante pour la croissance et la différenciation des cellules, ce qui peut aider à prévenir la prolifération cellulaire anormale.

Régulation de l'humeur et de la fonction cérébrale : La vitamine D joue un rôle important dans la régulation de l'humeur et de la fonction cérébrale, et des études ont suggéré un lien entre les niveaux insuffisants de vitamine D et un risque accru de dépression et de troubles cognitifs.

La principale source de vitamine D est la synthèse cutanée à partir de l'exposition au soleil. La vitamine D se trouve également dans certains aliments, notamment les poissons gras (saumon, hareng, sardines), les jaunes d'œufs et les champignons. Les suppléments de vitamine D peuvent également être utilisés pour atteindre des niveaux suffisants de vitamine D, sous la supervision d'un professionnel de santé.

Carence en vitamine D

La carence en vitamine D est un problème courant dans de nombreux pays, en particulier chez les personnes âgées, les personnes à la peau foncée et les personnes qui ont peu d'exposition au soleil. La vitamine D est importante pour la santé des os et des dents, ainsi que pour le fonctionnement du système immunitaire. Les symptômes d'une carence en vitamine D peuvent inclure :

Faiblesse musculaire : la vitamine D joue un rôle important dans la fonction musculaire, donc une carence peut entraîner une faiblesse musculaire.

Douleurs osseuses : la carence en vitamine D peut causer des douleurs osseuses et articulaires.

Problèmes dentaires : la vitamine D est importante pour la santé dentaire, donc une carence peut causer des problèmes dentaires tels que des caries dentaires et des maladies des gencives.

Fatigue : la vitamine D est importante pour la production d'énergie dans le corps, donc une carence peut causer de la fatigue générale.

Dépression : il y a des preuves que la carence en vitamine D peut être liée à la dépression.

Problèmes immunitaires : la vitamine D est importante pour le fonctionnement du système immunitaire, donc une carence peut rendre les personnes plus susceptibles de tomber malades ou de souffrir d'infections fréquentes.

Il est important de noter que la consommation excessive de vitamine D peut également causer des problèmes de santé, notamment des nausées, des vomissements et une augmentation du taux de calcium dans le sang. Il est donc important de maintenir un équilibre approprié dans la consommation de cette vitamine. Les sources alimentaires de vitamine D sont limitées, mais on la trouve dans les poissons gras, les champignons, les jaunes d'œufs et les produits laitiers enrichis en vitamine D. La vitamine D peut également être produite par le corps lorsqu'il est exposé à la lumière du soleil.

Ou trouve t on la vitamine D?

La principale source de vitamine D est la synthèse cutanée à partir de l'exposition au soleil. Cependant, la vitamine D se trouve également dans certains aliments, notamment :

Les poissons gras (saumon, hareng, sardines, thon)

Les jaunes d'œufs

Les champignons

Il est important de noter que la quantité de vitamine D dans les aliments est généralement faible par rapport à celle synthétisée par la peau lors de l'exposition au soleil. De plus, il est souvent difficile d'obtenir suffisamment de vitamine D uniquement à partir de l'alimentation. Les suppléments de vitamine D peuvent être utilisés pour atteindre des niveaux suffisants de vitamine D, sous la supervision d'un professionnel de santé.

Rôle de la vitamine E

La vitamine E est une vitamine liposoluble qui joue plusieurs rôles importants dans le corps. Les principaux rôles de la vitamine E sont les suivants :

Antioxydant : La vitamine E est un antioxydant important qui aide à protéger les cellules contre les dommages causés par les radicaux libres, qui peuvent contribuer au vieillissement et à diverses maladies.

Santé de la peau : La vitamine E peut aider à améliorer la santé de la peau en réduisant les dommages causés par les rayons UV et en favorisant la guérison des plaies.

Fonction immunitaire : La vitamine E joue un rôle dans la fonction immunitaire en stimulant la production d'anticorps et en renforçant la réponse immunitaire.

Réduction du risque de maladies chroniques : Des études ont montré que les niveaux suffisants de vitamine E sont associés à un risque réduit de maladies chroniques telles que les maladies cardiaques, le cancer et la maladie d'Alzheimer.

Régulation de la fonction hormonale : La vitamine E est impliquée dans la régulation de la fonction hormonale, ce qui peut aider à réduire les symptômes du syndrome prémenstruel (SPM) chez les femmes.

La vitamine E se trouve dans une variété d'aliments, notamment les huiles végétales (huile de tournesol, d'olive, de soja), les noix (amandes, noix de cajou), les graines (graines de tournesol, graines de lin), les légumes-feuilles (épinards, chou frisé) et les avocats. Les suppléments de vitamine E peuvent également être utilisés pour atteindre des niveaux suffisants de vitamine E, sous la supervision d'un professionnel de santé.

Carence en vitamine E

La carence en vitamine E est assez rare chez les personnes en bonne santé, mais elle peut survenir chez les personnes atteintes de troubles digestifs chroniques tels que la maladie de Crohn ou la fibrose kystique, chez les personnes ayant une malabsorption des graisses ou chez les nourrissons prématurés. Les symptômes d'une carence en vitamine E peuvent inclure :

Faiblesse musculaire : la vitamine E est importante pour la fonction musculaire, donc une carence peut causer une faiblesse musculaire.

Perte de coordination : une carence en vitamine E peut causer des problèmes de coordination et de mouvement.

Vision altérée : la vitamine E est importante pour la santé des yeux, donc une carence peut causer une vision altérée.

Anomalies sanguines : une carence en vitamine E peut entraîner des anomalies sanguines telles qu'une anémie.

Faiblesse immunitaire : la vitamine E joue un rôle important dans le fonctionnement du système immunitaire, donc une carence peut rendre les personnes plus susceptibles de tomber malades ou de souffrir d'infections fréquentes.

Les sources alimentaires riches en vitamine E comprennent les huiles végétales, les noix, les graines, les légumes à feuilles vertes et les avocats. La vitamine E peut également être prise sous forme de supplément, mais il est important de ne pas dépasser les doses recommandées car une consommation excessive peut causer des problèmes de santé tels que des saignements et une réduction de la coagulation sanguine.

Ou trouve t on la vitamine E?

La vitamine E se trouve dans une variété d'aliments, notamment :

Les huiles végétales : huile de tournesol, d'olive, de soja, d'amande, d'avocat, d'arachide, de noix de coco, etc.

Les noix et graines : amandes, noix de cajou, graines de tournesol, graines de lin, etc.

Les légumes-feuilles : épinards, chou frisé, moutarde, etc.

Les fruits : avocats, mangues, kiwis, etc.

Les céréales : blé, riz, orge, etc.

Il est important de noter que la quantité de vitamine E dans les aliments peut varier considérablement en fonction de la source et de la méthode de préparation. Les suppléments de vitamine E peuvent également être utilisés pour atteindre des niveaux suffisants de vitamine E, sous la supervision d'un professionnel de santé.

Rôle de la vitamine K

La vitamine K est une vitamine liposoluble qui joue un rôle important dans la coagulation sanguine, ainsi que dans la santé osseuse et cardiovasculaire. Les principaux rôles de la vitamine K sont les suivants :

Coagulation sanguine : La vitamine K est essentielle à la production de facteurs de coagulation sanguine qui aident à arrêter les saignements en cas de blessure. Les personnes ayant une carence en vitamine K peuvent avoir des problèmes de coagulation et un risque accru de saignement excessif.

Santé osseuse : La vitamine K aide à réguler le métabolisme osseux et peut aider à réduire la perte osseuse et le risque de fractures chez les personnes atteintes d'ostéoporose.

Santé cardiovasculaire : Des études ont montré que la vitamine K peut aider à réduire le risque de maladies cardiovasculaires en régulant la calcification des artères.

Fonction cérébrale : Des études ont suggéré que la vitamine K peut jouer un rôle dans la fonction cérébrale, notamment en aidant à prévenir la démence.

La vitamine K se trouve dans plusieurs aliments, notamment les légumes verts à feuilles (kale, épinards, brocoli), les huiles végétales (huile de soja, d'olive, de colza), les produits laitiers et les viandes. Les suppléments de vitamine K peuvent également être utilisés pour atteindre des niveaux suffisants de vitamine K, sous la supervision d'un professionnel de santé.

Carence en vitamine K

La carence en vitamine K est relativement rare chez les adultes en bonne santé car cette vitamine est produite par les bactéries présentes dans l'intestin. Cependant, elle peut se produire chez les nouveau-nés qui ont un microbiote intestinal immature ou chez les personnes qui ont des problèmes de malabsorption intestinale.

Les symptômes d'une carence en vitamine K peuvent inclure :

Des saignements excessifs : la vitamine K est importante pour la coagulation sanguine, donc une carence peut causer des saignements excessifs, en particulier au niveau du nez et des gencives.

Une augmentation de la fragilité osseuse : la vitamine K est également importante pour la santé des os, donc une carence peut augmenter la fragilité des os et augmenter le risque de fractures.

Les sources alimentaires de vitamine K comprennent les légumes verts à feuilles (comme les épinards et le chou kale), les brocolis, les choux de Bruxelles, les asperges, les herbes et les épices telles que le persil et le thym. La vitamine K est également disponible sous forme de supplément, mais il est important de consulter un professionnel de la santé avant de prendre des suppléments de vitamine K car un excès de vitamine K peut causer des problèmes de santé tels que des caillots sanguins.

Ou trouve t on la vitamine K?

La vitamine K se trouve dans plusieurs aliments, notamment :

Les légumes verts à feuilles : chou vert, épinards, brocoli, chou frisé, moutarde, persil, etc.

Les huiles végétales : huile de soja, d'olive, de colza, de lin, etc.

Les produits laitiers : lait, fromages, beurre, etc.

Les viandes : foie, poulet, viande de bœuf, etc.

Les céréales : blé, seigle, orge, etc.

Il est important de noter que la vitamine K est sensible à la chaleur et à la lumière, ce qui peut réduire la quantité de vitamine K dans les aliments. Par conséquent, il est préférable de consommer des aliments riches en vitamine K crus ou légèrement cuits. Les suppléments de vitamine K peuvent également être utilisés pour atteindre des niveaux suffisants de vitamine K, sous la supervision d'un professionnel de santé.

Les vitamines pour la beauté du visage

Les vitamines sont importantes pour la santé de la peau et peuvent aider à améliorer l'apparence du visage. Voici quelques vitamines qui peuvent contribuer à la beauté du visage :

Vitamine A : La vitamine A est importante pour la régénération cellulaire de la peau et peut aider à réduire les rides et ridules. Elle est également importante pour la production de collagène, qui aide à maintenir l'élasticité de la peau. On la trouve dans les aliments tels que le foie, le poisson, les œufs et les légumes verts à feuilles.

Vitamine C : La vitamine C est un antioxydant qui aide à protéger la peau contre les dommages causés par les radicaux libres. Elle est importante pour la production de collagène et peut aider à réduire les taches brunes et les taches de vieillesse. On la trouve dans les agrumes, les baies, les poivrons, les tomates et les légumes verts à feuilles.

Vitamine E : La vitamine E est un antioxydant qui peut aider à protéger la peau contre les dommages causés par les rayons UV et les radicaux libres. Elle peut également aider à réduire l'inflammation de la peau. On la trouve dans les noix, les graines, les avocats et les légumes verts à feuilles.

Vitamine B3 : La vitamine B3, ou niacineamide, peut aider à réduire l'apparence des pores, à améliorer la texture de la peau et à réduire les rougeurs. Elle est également importante pour la production de lipides qui maintiennent la barrière cutanée. On la trouve dans les viandes, les poissons, les noix et les légumes verts à feuilles.

Il est important de noter que les vitamines ne sont pas des solutions miracles pour la beauté de la peau. Une alimentation équilibrée et une routine de soins de la peau saine, combinées à une consommation adéquate de vitamines, peuvent aider à maintenir la peau en bonne santé et à améliorer son apparence.

Les vitamines pour la beauté des cheveux

Les vitamines sont également importantes pour la santé des cheveux et peuvent contribuer à leur beauté. Voici quelques vitamines qui peuvent aider à maintenir des cheveux sains :

Vitamine A : La vitamine A est importante pour la production de sébum, qui est un lubrifiant naturel pour le cuir chevelu. Elle peut également aider à prévenir les cheveux secs et cassants. On la trouve dans les aliments tels que le foie, les carottes, les patates douces et les légumes verts à feuilles.

Vitamine B7 (biotine) : La biotine est importante pour la croissance des cheveux et peut aider à prévenir la chute des cheveux. Elle est également importante pour la production de kératine, qui est la protéine structurelle des cheveux. On la trouve dans les œufs, les noix, les graines et les légumes verts à feuilles.

Vitamine C : La vitamine C est importante pour la production de collagène, qui est un composant clé des cheveux. Elle peut aider à prévenir la chute des cheveux et à améliorer la texture des cheveux. On la trouve dans les agrumes, les baies, les poivrons, les tomates et les légumes verts à feuilles.

Vitamine D : La vitamine D est importante pour la croissance des cheveux et peut aider à prévenir la chute des cheveux. Elle peut également aider à prévenir les pellicules et à maintenir un cuir chevelu sain. On peut obtenir de la vitamine D à partir de l'exposition au soleil, ainsi que dans les poissons gras, les œufs et les produits laitiers.

Il est important de noter que les vitamines ne sont pas des solutions miracles pour la beauté des cheveux. Une alimentation équilibrée et une routine de soins capillaires saine, combinées à une consommation adéquate de vitamines, peuvent aider à maintenir des cheveux sains et beaux.

Les vitamines pour la beauté des ongles

Les ongles sont également importants pour l'apparence générale de nos mains et de nos pieds. Voici quelques vitamines qui peuvent aider à maintenir des ongles forts et sains :

Vitamine B7 (biotine) : La biotine est importante pour la croissance et la santé des ongles. Elle peut aider à prévenir les ongles cassants et à stimuler la production de kératine, qui est la protéine structurelle des ongles. On la trouve dans les œufs, les noix, les graines et les légumes verts à feuilles.

Vitamine C : La vitamine C est importante pour la production de collagène, qui est un composant clé des ongles. Elle peut aider à prévenir les ongles fragiles et à améliorer leur apparence générale. On la trouve dans les agrumes, les baies, les poivrons, les tomates et les légumes verts à feuilles.

Vitamine E : La vitamine E est importante pour la circulation sanguine et peut aider à nourrir les ongles et à les maintenir hydratés. Elle peut également aider à prévenir les ongles cassants et à stimuler la croissance des ongles. On la trouve dans les noix, les graines, les avocats et les huiles végétales.

Vitamine D : La vitamine D est importante pour la croissance et la santé des ongles. Elle peut aider à prévenir les ongles cassants et à maintenir la structure des ongles. On peut obtenir de la vitamine D à partir de l'exposition au soleil, ainsi que dans les poissons gras, les œufs et les produits laitiers.

Il est important de noter que les vitamines ne sont pas des solutions miracles pour la beauté des ongles. Une alimentation équilibrée et une routine de soins des ongles saine, combinées à une consommation adéquate de vitamines, peuvent aider à maintenir des ongles forts et sains.

Les vitamines pour une jeunesse durable

Il n'y a pas de solution miracle pour arrêter ou inverser le processus de vieillissement, mais une alimentation équilibrée riche en vitamines et en nutriments peut contribuer à maintenir une apparence plus jeune et une santé optimale. Voici quelques vitamines qui peuvent aider à préserver une apparence jeune et saine :

Vitamine C : La vitamine C est un antioxydant puissant qui peut aider à protéger la peau des dommages causés par les radicaux libres et à réduire l'apparence des rides et des taches de vieillesse. Elle peut également aider à stimuler la production de collagène, qui est important pour la santé et la jeunesse de la peau. On la trouve dans les agrumes, les baies, les poivrons, les tomates et les légumes verts à feuilles.

Vitamine E : La vitamine E est également un antioxydant qui peut aider à protéger la peau contre les radicaux libres. Elle peut également aider à réduire l'inflammation et à maintenir la peau hydratée, ce qui peut aider à réduire l'apparence des rides et des ridules. On la trouve dans les noix, les graines, les avocats et les huiles végétales.

Vitamine A : La vitamine A est importante pour la santé de la peau et peut aider à réduire l'apparence des rides et des taches de vieillesse. Elle peut également aider à stimuler la production de collagène et à maintenir la peau hydratée. On la trouve dans les carottes, les patates douces, les épinards et les abricots.

Vitamine D : La vitamine D est importante pour la santé des os, mais elle peut également aider à maintenir une peau saine. Elle peut aider à réduire l'inflammation de la peau et à améliorer l'apparence de l'acné et des taches de vieillesse. On peut obtenir de la vitamine D à partir de l'exposition au soleil, ainsi que dans les poissons gras, les œufs et les produits laitiers.

Il est important de noter que les vitamines ne sont pas des solutions miracles pour la jeunesse durable. Une alimentation équilibrée, un mode de vie sain et une protection solaire adéquate sont également importants pour maintenir une apparence jeune et une santé optimale.

Les vitamines pour une bonne santé psychique

Les vitamines peuvent jouer un rôle important pour maintenir une bonne santé psychique. Voici quelques-unes des vitamines qui sont liées à la santé mentale :

Vitamine B12 : La vitamine B12 est importante pour la production de neurotransmetteurs, qui sont des produits chimiques dans le cerveau qui régulent l'humeur. Une carence en vitamine B12 peut causer de la fatigue, de la confusion et de l'irritabilité. Elle se trouve principalement dans les produits animaux tels que la viande, le poisson, les œufs et les produits laitiers.

Vitamine D : La vitamine D est importante pour la régulation de l'humeur et pour la prévention de la dépression. Une carence en vitamine D a été liée à une augmentation du risque de dépression. On peut obtenir de la vitamine D à partir de l'exposition au soleil, ainsi que dans les poissons gras, les œufs et les produits laitiers.

Vitamine B6 : La vitamine B6 est importante pour la production de neurotransmetteurs tels que la sérotonine et la dopamine, qui régulent l'humeur. Une carence en vitamine B6 peut causer de l'irritabilité, de la confusion et de la dépression. On la trouve dans les légumes verts à feuilles, les noix, les graines et les produits animaux.

Vitamine C : La vitamine C est un antioxydant puissant qui peut aider à réduire le stress oxydatif dans le cerveau et à améliorer l'humeur. On la trouve dans les agrumes, les baies, les poivrons, les tomates et les légumes verts à feuilles.

Il est important de noter que la prise de vitamines ne remplace pas les traitements médicaux pour les troubles de santé mentale. Si vous souffrez de symptômes de dépression, d'anxiété ou d'autres problèmes de santé mentale, consultez un professionnel de la santé pour obtenir un traitement approprié.

Les vitamines pour une bonne santé mentale

Les vitamines peuvent jouer un rôle important dans le maintien d'une bonne santé mentale. Voici quelques-unes des vitamines qui sont liées à la santé mentale :

Vitamine B12 : La vitamine B12 est importante pour la production de neurotransmetteurs, qui sont des produits chimiques dans le cerveau qui régulent l'humeur. Une carence en vitamine B12 peut causer de la fatigue, de la confusion et de l'irritabilité. Elle se trouve principalement dans les produits animaux tels que la viande, le poisson, les œufs et les produits laitiers.

Vitamine D : La vitamine D est importante pour la régulation de l'humeur et pour la prévention de la dépression. Une carence en vitamine D a été liée à une augmentation du risque de dépression. On peut obtenir de la vitamine D à partir de l'exposition au soleil, ainsi que dans les poissons gras, les œufs et les produits laitiers.

Vitamine B6 : La vitamine B6 est importante pour la production de neurotransmetteurs tels que la sérotonine et la dopamine, qui régulent l'humeur. Une carence en vitamine B6 peut causer de l'irritabilité, de la confusion et de la dépression. On la trouve dans les légumes verts à feuilles, les noix, les graines et les produits animaux.

Vitamine C : La vitamine C est un antioxydant puissant qui peut aider à réduire le stress oxydatif dans le cerveau et à améliorer l'humeur. On la trouve dans les agrumes, les baies, les poivrons, les tomates et les légumes verts à feuilles.

Il est important de noter que la prise de vitamines ne remplace pas les traitements médicaux pour les troubles de santé mentale. Si vous souffrez de symptômes de dépression, d'anxiété ou d'autres problèmes de santé mentale, consultez un professionnel de la santé pour obtenir un traitement approprié.

Les dangers de l'excès en vitamines

Bien que les vitamines soient importantes pour la santé, il est également possible de consommer des quantités excessives de vitamines, ce qui peut entraîner des effets indésirables et même des problèmes de santé graves. Voici quelques exemples de dangers liés à l'excès de vitamines :

Hypervitaminose A : La consommation excessive de vitamine A peut entraîner des problèmes de santé tels que des maux de tête, des nausées, des vomissements, des douleurs osseuses et articulaires, ainsi qu'un risque accru de fractures osseuses. Les femmes enceintes devraient être particulièrement prudentes quant à leur consommation de vitamine A, car une surdose de cette vitamine peut être dangereuse pour le fœtus.

Hypervitaminose D : La consommation excessive de vitamine D peut entraîner une accumulation excessive de calcium dans le sang, ce qui peut causer des nausées, des vomissements, une perte d'appétit, une faiblesse musculaire, une polyurie (production excessive d'urine), une fatigue, une perte de poids et des problèmes rénaux.

Hypervitaminose E : La consommation excessive de vitamine E peut entraîner des troubles de la coagulation sanguine et augmenter le risque de saignement. Elle peut également causer des nausées, des vomissements, des diarrhées et une faiblesse musculaire.

Hypervitaminose B : La consommation excessive de vitamines B peut entraîner des troubles digestifs, tels que des nausées, des vomissements, des douleurs abdominales et de la diarrhée.

Risque de toxicité : La consommation excessive de certaines vitamines peut être toxique pour l'organisme, en particulier lorsqu'elle est associée à la prise de médicaments ou de compléments alimentaires. Par exemple, la consommation excessive de vitamine C peut causer des calculs rénaux et la vitamine B6 peut entraîner des neuropathies périphériques.

Il est donc important de respecter les doses recommandées de vitamines, de ne pas dépasser les apports journaliers recommandés (AJR) et de consulter un professionnel de santé avant de prendre des compléments alimentaires ou des doses élevées de vitamines.

Est-ce que les vitamines synthétiques ont la même valeur que les vitamines naturelles ?

Les vitamines synthétiques sont des formes de vitamines produites par synthèse chimique, tandis que les vitamines naturelles sont présentes dans les aliments et sont absorbées par l'organisme lors de la digestion. Bien que les vitamines synthétiques aient la même structure chimique que les vitamines naturelles, leur origine et leur mode de fabrication sont différents.

Dans l'ensemble, les vitamines synthétiques peuvent être aussi efficaces que les vitamines naturelles pour répondre aux besoins en vitamines de l'organisme. Les vitamines synthétiques peuvent même présenter certains avantages par rapport aux vitamines naturelles, comme une plus grande pureté, une plus grande stabilité et une meilleure biodisponibilité (c'est-à-dire qu'elles sont plus facilement absorbées par l'organisme).

Cependant, il est important de noter que certains nutriments présents dans les aliments, tels que les antioxydants et les minéraux, peuvent agir en synergie avec les vitamines naturelles pour améliorer leur efficacité et leur absorption. Par conséquent, une alimentation variée et équilibrée qui fournit des vitamines naturelles et des nutriments essentiels est généralement préférable à la prise de compléments alimentaires contenant des vitamines synthétiques.

Enfin, il est important de noter que certaines personnes peuvent être allergiques aux vitamines synthétiques, il est donc important de consulter un professionnel de santé avant de prendre des suppléments vitaminiques.

Pour un régime alimentaire idéal équilibré en vitamines

Un régime alimentaire équilibré devrait fournir des quantités adéquates de toutes les vitamines nécessaires à l'organisme. Voici un exemple de régime alimentaire équilibré en vitamines :

Vitamine A : carottes, patates douces, épinards, brocoli, abricots, mangues, melons, poivrons rouges, foie de boeuf, oeufs.

Vitamines B : légumes verts à feuilles (épinards, chou frisé, bette à carde), céréales complètes, légumineuses (lentilles, haricots noirs, pois chiches), viande, volaille, poisson, produits laitiers, oeufs, fruits secs.

Vitamine C : agrumes (oranges, citrons, pamplemousses), baies (fraises, myrtilles, framboises), kiwis, mangues, ananas, melons, poivrons rouges, brocoli, chou-fleur, épinards.

Vitamine D : poisson gras (saumon, maquereau, sardines), jaune d'oeuf, champignons, lait enrichi, céréales enrichies, compléments alimentaires.

Vitamine E : noix (amandes, noix de cajou, noix de macadamia), graines (tournesol, lin, sésame), avocat, épinards, brocoli, patates douces, huile de germe de blé, huile d'olive.

Vitamine K : légumes verts à feuilles (épinards, chou frisé, bette à carde, brocoli), choux de Bruxelles, asperges, poivrons rouges, avocat, oeufs, produits laitiers.

Il est important de noter que la quantité de vitamines dont vous avez besoin peut varier en fonction de votre âge, de votre sexe, de votre activité physique et de votre état de santé. Par conséquent, il est recommandé de consulter un professionnel de santé pour obtenir des conseils personnalisés en matière d'alimentation et de supplémentation en vitamines.

www.ingramcontent.com/pod-product-compliance
Lightning Source LLC
Chambersburg PA
CBHW051920250726
48659CB00002B/747